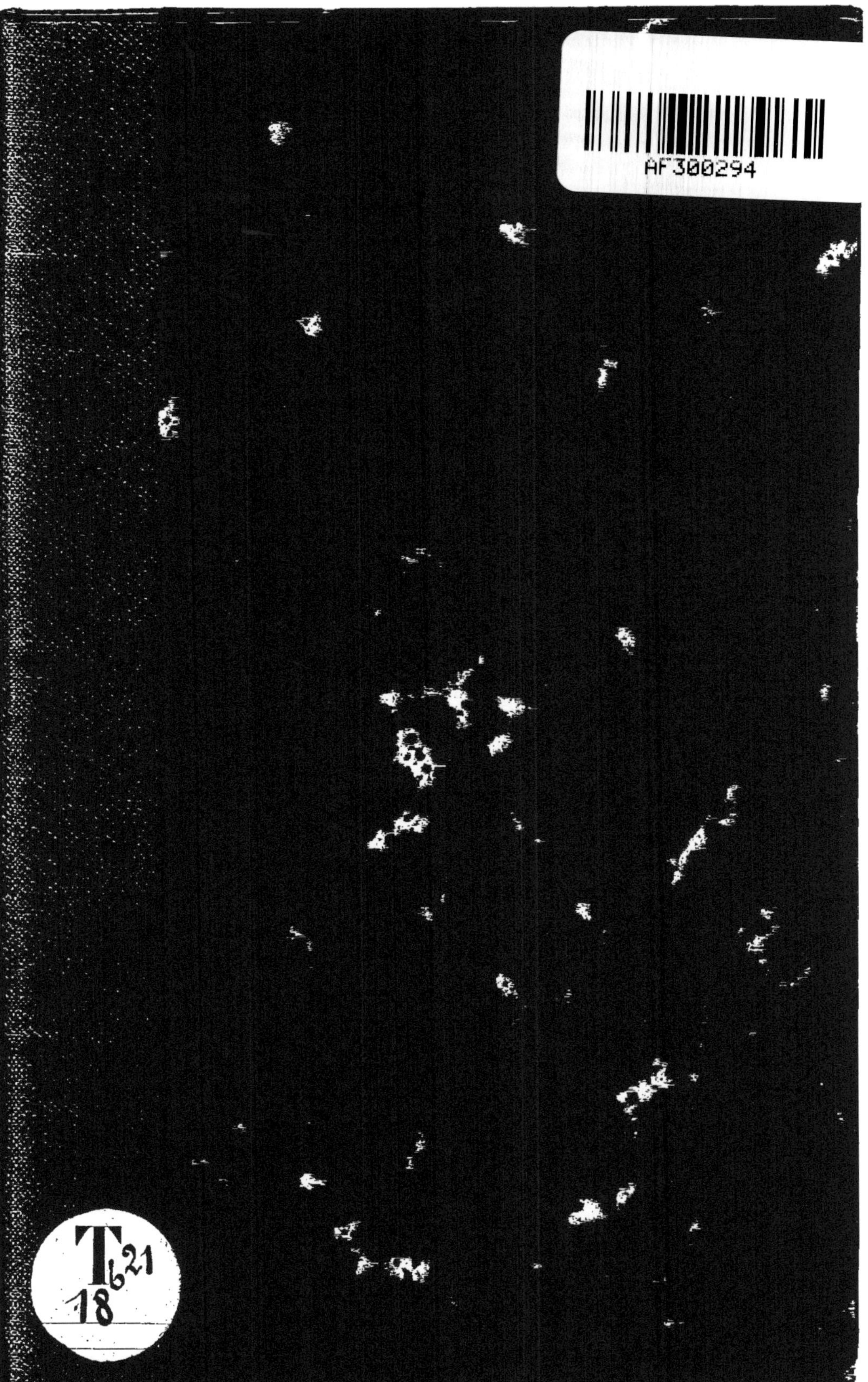
AF300294

MÉMOIRE

SUR

LA COULEUR DU SANG.

Par J. C. F. CARON, ancien chirurgien aide-major gagnant maîtrise des Invalides; membre du Collége et de la ci-devant Académie de Chirurgie; et chirurgien en chef de l'hospice du Sud de Paris.

Prix, 75 centimes.

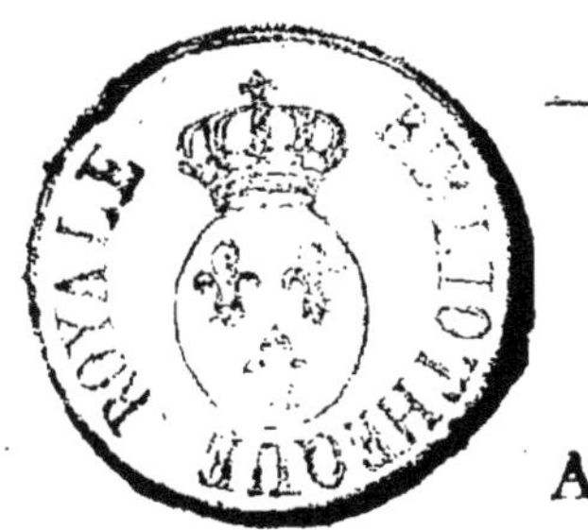

A PARIS,

Chez
l'Auteur, rue de la Harpe, près la place Michel, n.° 494.
CROULLEBOIS, libraire, rue des Mathurins, n.° 398.
MÉQUIGNON l'aîné, libraire, rue des Cordeliers, près l'École de chirurgie.
MERLIN, libraire, rue du Hurpoix, n.° 13.

AN VI.

INTRODUCTION.

LE mémoire sur la couleur du sang, que je soumets aujourd'hui au jugement du public, a été lu à la ci-devant Académie de Chirurgie, et jugé par elle il y a plus de vingt-six ans. *Chopart*, un des membres distingués de cette Société, à qui il avoit été donné pour être examiné et pour en rendre compte, a dit, dans son rapport, qu'il contenoit des idées neuves, nécessaires à faire connoître pour le progrès de la science et de l'art.

J'ai été déterminé à entreprendre ce travail, par une opération d'anévrisme de l'artère fémorale, que fit le citoyen *Sabatier*, à laquelle assistèrent quelques médecins et plusieurs grands chirurgiens. Un de ces médecins remarquant que le sang épanché dans la tumeur étoit noir, que celui qui sortoit de l'artère avoit la même couleur, et qu'en outre il formoit un jet dont la direction se portoit de l'extrémité vers le centre, dit assez haut, pour être entendu, que la tumeur que le citoyen *Sabatier* venoit d'ouvrir, n'étoit pas un anévrisme, mais bien une tumeur formée par du sang veineux épanché; que c'étoit la veine fémorale, ou une de ses principales branches, qui avoit été ouverte. Il n'en fallut pas davantage pour déterminer quelques-uns des chirurgiens, qui, sans doute, n'avoient pas eu occasion de suivre cette maladie, à s'unir à ce médecin pour répéter, comme en *chorus*, qu'il n'y avoit pas à craindre d'hémorrhagie; que le plus simple appareil, le plus léger bandage suffiroit pour arrêter le sang, qui ne reparoîtroit pas plus que quand on a fait une saignée. Ce *chorus* qui, pendant quelques minutes, avoit corné aux oreilles de tous, étoit bien fait pour ébranler le citoyen *Sabatier*, si fort des connoissances qu'il avoit acquises sur cette maladie, qu'il n'avoit pas perdu de vue dès son commencement, il n'avoit pas été pleinement convaincu que c'étoit un anévrisme qu'il opéroit. Car si, touché de ce brouhaha, il eût suivi le conseil qu'on lui donnoit, et qu'il se fût contenté d'appliquer un simple appareil comme pour une saignée, il est sûr que le malade n'auroit pas tardé long-tems sans en être la victime, et qu'une mort prompte auroit bientôt été une grande et terrible leçon pour l'élite de la Chirurgie française sur le danger des jugemens précipités. En effet, malgré une compression savamment combinée et méthodiquement employée, pour empêcher le sang de sortir par la blessure de l'artère ; compression qui a opéré la cure, en conservant, *comme je n'en puis douter*, le tronc principal d'artère, on n'a pu empêcher qu'il ne soit survenu deux ou trois hémorrhagies que des aides intelligens n'ont arrêté qu'avec peine, et où on a vu le sang sortir, ayant pour lors une couleur rouge vermeille.

La différence dans la couleur du sang sortant des blessures d'artères, m'avoit déjà frappé. C'étoit un phénomène qui, depuis long-tems, m'occupoit ; mais jusques-là j'avois cru qu'il y avoit erreur dans mes sens, et que je voyois mal, par la raison que j'avois lu partout, dans les différens traités de physiologie, de pathologie et d'opérations, que le sang artériel avoit une couleur vermeille, et que celui des veines étoit noir. Enfin cette circonstance réveilla mon attention, et je me promis bien de ne laisser échapper aucune occasion de confirmer ce fait. Elles ne tardèrent pas à se présenter ; je vis faire, et je fis, aux *Invalides*, des amputations, où je vis bien distinctement que le sang sortoit noir des artères toutes les fois qu'une cause quelconque diminuoit la rapidité de son cours, et qu'il paroissoit d'une couleur vermeille et d'un rouge éclatant, quand rien n'arrêtoit la force d'impulsion qu'il recevoit du cœur et des arlères. Pour lors je me suis occupé à chercher comment cela arrivoit et quelle pouvoit en être la cause. Dans ce tems il m'a été impossible de m'assurer, à *priori*, si le sang contenu et circulant dans ses vaisseaux étoit d'une même couleur. Je n'avois pu que le préjuger, parce que je ne connoissois pas encore d'expériences qui pussent me le faire voir d'une manière aussi distincte que celles que j'ai découvertes depuis, et que j'ai fait connoître dans mes recherches critiques ; mais je me rappelais avoir vu aussi le sang sortir des veines, ayant une couleur vermeille. J'ai donc rassemblé tous ces faits, j'ai fait de nouvelles expériences, j'en ai cherché les causes , j'y ai joint mes réflexions, et j'en ai composé un mémoire. On y verra que, par politique, je n'ai eu garde de faire mention du jugement trop précipité de ces maîtres devant qui j'en faisois la lecture à l'Académie, et qui alloient être mes juges, Je ne leur ai point parlé non plus de la faute qu'ils auroient fait commettre au citoyen *Sabatier*, s'il eût écouté leurs propos.

Ce mémoire étoit du nombre de ceux que l'Académie devoit faire imprimer. *Louis* m'a dit plusieurs fois qu'il seroit placé à côté d'un savant mémoire sur l'anévrisme. Je regrette de ne point lui avoir demandé le nom de l'auteur de ce mémoire, cela pourroit servir de renseignement en cas qu'il fût perdu ; mais je crois qu'il est entre les mains des professeurs du Collége de Médecine à la ci-devant Ecole de Chirurgie, qui ne tarderont pas, sans doute, à le faire connoître ; il seroit même à desirer qu'ils le fissent dans ce moment, où la Société de Médecine a fait, de cette matière, le sujet d'un prix. Enfin, l'Académie n'a plus fait imprimer ; mon mémoire, celui de l'anévrisme, ainsi que bien d'autres, sont restés dans l'oubli.

Lorsque, conjointement avec plusieurs de mes collègues, membres du Collége et de la ci-devant Académie de Chirurgie, nous nous sommes assemblés chez le citoyen *Sedillot* le jeune, avec des docteurs des ci-devant Faculté et Société de Médecine, quelques chymistes et des pharmaciens, pour aviser aux moyens de former le noyau d'une Société, que, dans le tems, nous avons cru convenable de nommer *Société de Santé* ; quand nous avons vu que cette Société prenoit de la consistance, et que nous étions déjà en assez grand nombre pour donner au public des preuves de notre existence, de notre zèle, et lui montrer l'envie que nous avions d'être utiles et de réparer le long-tems perdu, nous décidâmes que, pour parvenir à ce but, il falloit se hâter de faire un journal. Pour cela, il fallut fouiller chacun dans son porte-feuille, et je crus qu'en proposant un mémoire, déjà approuvé par l'Académie de Chirurgie, il ne tarderoit pas à occuper un coin dans le recueil périodique de la Société. J'en fis deux lectures, comme il est d'usage ; on n'y fit aucune objection, et il n'étoit guère possible d'en faire (l'Académie de Chirurgie l'ayant adopté). Tout alla bien jusques-là, et ce mémoire alloit faire gémir la presse. Mais j'avois réfléchi sur les grandes découvertes de nos chymistes modernes ; j'avois vu clairement que si mon mémoire eût paru dans son tems, il auroit empêché l'accouchement du fameux système de l'action chymique de l'air sur le sang pendant la respiration, c'est pourquoi je crus qu'il étoit nécessaire, pour le progrès de la science, d'ajouter, à la fin de mon mémoire, la note suivante.

Pour peu que l'on veuille examiner avec attention les expériences et les observations contenues dans ce mémoire, il sera facile de se convaincre que ce sont autant d'objections contre le systéme des chymistes modernes, qui prétendent que, pendant la respiration, l'air atmosphérique se décompose ; qu'une partie du gaz oxigène, air vital, se combine avec le sang au moment qu'il passe dans les veines pulmonaires, pour lui donner une couleur d'un rouge vermeil, brillant, qui devient le stimulus des cavités gauches du cœur. Puisque tout y prouve que le sang contenu dans ses vaisseaux a essentiellement la même couleur; je conclus que ce systéme n'étant nullement fondé, ne tardera pas à tomber de lui-même.

A cette lecture, toutes les figures chimiques ont changées; on s'est beaucoup regardé; et, après bien des oui et des non, on a décrété que si je voulois voir mon mémoire dans le journal, il falloit, ou que je supprimasse ma note, ou que je me retirassse par devant deux des plus grands zélateurs de la nouvelle chymie, et de la nouvelle nomenclature chymique et anatomique, connus pour en être les procréateurs, afin que, sous leur dictée, ou leur direction, je joignisse à ma note une déclaration où j'avouerois que *depuis que j'avois composé mon vieux mémoire, la chymie moderne avoit fait des progrès et des découvertes à perte de vue, auxquelles je ne connoissois goutte, et que je n'étois point du tout au courant de ces trop hautes et trop sublimes connoissances.*

Cette amende-honorable ne pouvoit être aucunement de mon goût. Fort de la bonté de mes expériences et de leur application, j'ai laissé ce mémoire entre les mains du secrétaire de la Société, et je me suis bien donné de garde d'aller trouver aucun de ces zélés chymistes.

Le docteur *Hallé* fit hommage à la Société de la traduction d'un ouvrage de *Goodvvyn*, qui a pour titre : *De la connection de la vie avec la respiration*, etc. (1).

Cet ouvrage n'eut pas plutôt paru, que des médecins et des chymistes m'accostèrent, ils me conseillèrent de le lire pour mon instruction, en me disant que mon mémoire ne contenoit rien qui ne s'y trouvât détruit ; que rien ne pouvoit égaler celui-là ; que c'étoit un chef-d'œuvre en logique et en chymie ; qu'ils le regardoient tous comme la pierre de l'angle, qui rendoit inébranlable le fameux édifice du système de la respiration (2) ; un d'entre ces doctes m'engagea à critiquer l'ouvrage, si je le pouvois ; et il s'est repris pour dire, *si je l'osois*.

On s'imagine bien que ce ton goguenard n'étoit pas fait pour me plaire ; loin de

---

(1) Le docteur Hallé en présenta aussi un exemplaire au Lycée des Arts : dans une séance publique, le Secrétaire en fit un éloge pompeux.

(2) Un médecin de mérite a dit dans le tems qu'il étoit dommage que je me fusse avisé si-tôt de critiquer cet ouvrage, qu'il commençoit à bien prendre parmi eux savans, et que les étudians en la nouvelle chymie y croyoient déjà fermement.

m'abattre et de me décourager, il ne fit qu'aigrir et qu'échauffer mes esprits; j'entrai dans une sainte colère, et, dans mon enthousiasme, je saisis le docteur *Goodwyn*, je le lus avec attention, mais avec toute l'ardeur de la vengeance. Quel plaisir n'éprouvois-je pas à cette lecture? Je vis, à la joie de mon cœur, que son ouvrage, fondé sur le système de nos chymistes modernes, offroit à chaque paragraphe un vaste champ à la critique. Soudain le démon de la censure échauffa ma verve mordante; je prends la plume, et, possédé de la rage critiquante, j'ai critiqué, je critique, et je critiquerai jusqu'à ce que nos chymistes aient trouvé le spécifique pour me guérir, ce qui est fort facile, puisqu'il ne consiste qu'à me faire voir que leurs systêmes sont fondés sur l'expérience et le raisonnement; pour lors je deviendrai doux comme un mouton, j'avouerai mes torts, je ferai telle amende-honorable, qu'ils exigeront de moi, et je ne rougirai pas de dire à chacun d'eux : *Domine non sum dignus.*

Enfin, mon mémoire est sorti du portefeuille du secrétaire *Sedillot*, pour entrer dans celui du comité de rédaction. Ce comité qui, selon toute apparence, ne se souciot pas d'avoir affaire aux chymistes modernes, aima mieux m'en laisser le fardeau, et décida qu'il falloit l'envoyer, comme on dit, d'*Hérode* à *Pilate*. Il le fit donc passer au comité d'anatomie, où il est demeuré long-tems sans subir le plus simple examen, c'est-à-dire qu'il est resté fort paisiblement sur le bureau du président de ce comité. Ce président enfin, lassé de voir qu'il ne se présentoit ni dénonciateur ni juges, l'a renvoyé au comité de chymie. Aussi-tôt arrivé dans ce comité, on l'a tourmenté, sans doute ; il faut qu'il ait été là comme à l'inquisition et qu'il ait eu de bien rudes assauts à essuyer avec le *gaz oxigène*, l'air vital ; car quand il est revenu, après plus d'une année d'absence, il avoit les pâles couleurs; il étoit enfin devenu si blême et si défiguré, que j'ai eu peine à le reconnoître, et le *typographe* à le lire pour l'imprimer.

Dans cette introduction, on a vu que je n'ai critiqué *Goodvvyn*, que parce que j'y ai été forcé, et que je ne suis point l'agresseur : peut-être ai-je eu tort de dire qu'il étoit un *incroyable* ; ce terme, dans ce moment, étoit à la mode, il étoit dans la bouche de tout le monde ; on ne s'en servoit que pour désigner la mise de certains personnages qui paroissoient n'être point habillés comme les autres, et il ne pouvoit pas regarder *Goodvvyn*. Mais je ne me suis servi de ce terme que dans son sens propre, pour jouer sur le mot, et pour dire que les systêmes des chymistes modernes, qu'il embrasse et sur lesquels il fonde les siens, ainsi que ses raisonnemens, sont incroyables. Voilà le *Goodvvyn* incroyable que j'entendois, et comme il faut l'envisager. Ce n'est donc pas la personne de *Goodvvyn* que je regarde comme incroyable ; mais bien les systêmes des chymistes modernes auxquels on ne peut croire. Cette déclaration suffira , je l'espère , pour faire ma paix avec lui. J'ai confiance que si mes ouvrages lui parviennent, lorsqu'il les aura examinés , lorsqu'il y aura réfléchis attentivement, il m'honorera du titre de son ami, quoique nous ne soyons pas du même avis.

MÉMOIRE

SUR

LA COULEUR DU SANG.

LA couleur du sang qui sort des vaisseaux et la manière dont il s'écoule au dehors, servent à faire connoître si le vaisseau blessé est arteriel ou veineux. On dit, avec raison, que le sang artériel s'élance au loin avec impétuosité, et par saut, et qu'il paroît d'un rouge clair et très-éclatant; qu'au contraire, le sang veineux s'écoule en formant un jet régulier, et dont la couleur est d'un rouge tirant sur le noir; mais ces signes ne sont pas constans, dans tous les cas de blessures à l'un et l'autre genre de vaisseaux. Le sang artériel peut sortir en formant un jet régulier et avec une couleur d'un rouge très-foncé, et le sang veineux s'élancer avec impétuosité, et avoir la couleur d'un rouge vif et clair. Cette exception m'a paru mériter un examen attentif. Étonné de voir le sang artériel sortir avec une couleur rouge-foncé et formant un jet régulier, j'ai tâché de découvrir la cause de ce phénomène, dont les auteurs ne font point mention. Pour m'assurer du fait, j'ai tenté des expériences, et j'ai eu le bonheur de les voir confirmer dans différentes observations de blessures aux artères. C'est du fruit de mes recherches que je vais vous entretenir. J'ai pensé qu'il seroit nécessaire d'établir auparavant quelle est la couleur du sang dans ses vaisseaux. Cette connoissance induit à rendre raison de la différente couleur du sang qui sort d'une artère ou d'une veine, à marquer les cas où cette couleur sera différente, et les moyens qui peuvent la faire varier.

Pour procéder avec ordre, je divise ce mémoire en trois parties; la première aura rapport à la couleur du sang contenu dans ses vaisseaux; dans la seconde, j'établis les cas où le sang veineux est d'un rouge vif et éclatant, et ceux où il doit paroître d'un rouge-foncé; dans la troisième, je traite de la différente couleur que le sang artériel peut avoir à sa sortie des vaisseaux; j'expose quelles en sont les causes et quelle conséquence on peut en tirer.

PREMIÈRE PARTIE.

IL n'est pas possible de démontrer *à priori*, la couleur du sang contenu dans ses vaisseaux. Les membranes qui les forment produisent des différences pour la réflexion des rayons lumineux; car l'on sait que les tuniques des artères étant plus épaisses et plus denses, la lumière ne peut se transmettre comme à travers les tuniques des veines, pour frapper le liquide qu'elles contiennent. Ce n'est donc que par des raisons tirées des principes du sang et de la nature des membranes vasculaires, qu'on peut établir que la couleur du sang est à-peu-près la même dans les artères et dans les veines.

Je ne crois pas devoir relever ici l'erreur des physiologistes, qui pensent que la couleur du sang artériel est d'un rouge vif et clair dans ses vaisseaux, parce qu'ils l'ont remarqué sous cette couleur lorsqu'il s'élançoit au dehors; ils auroient eu raison de conclure aussi que le sang veineux a quelquefois cette couleur, parce qu'il paroît, dans certains cas, avec la couleur rouge vive et très-claire; il me suffira de rappeler que le sang frappé immédiatement par l'air, c'est-à-dire par la lumière, doit avoir une couleur différente de celui qui ne reçoit les rayons lumineux que lorsqu'ils ont passé à travers les

membranes

membranes des vaisseaux. Ceux qui ont réfléchis sur cette matière, ont senti la difficulté d'établir des raisons positives. *Harvée* (1) n'a admis qu'avec peine quelque différence dans la couleur de l'un et de l'autre sang ; la rapidité avec laquelle il circule dans les vaisseaux, lui a fait dire que celui qui couloit des artères étoit le même que celui qui, une minute avant, étoit dans les veines. Ses sectateurs (2), d'un commun accord avec lui, ont enseigné que le sang artériel différoit à peine du veineux, et ils n'ont admis aucune différence, ni dans sa couleur, ni dans sa densité, ni dans les élémens qui le constituent.

Haller (3) est aussi de ce sentiment ; il a comparé le sang de l'artère pulmonaire, et de la veine cave, avec le sang artériel qui revient des poumons, et, dans beaucoup d'expériences, il n'a jamais trouvé de différence dans la couleur de l'un et l'autre sang : il cite plusieurs auteurs (4) qui ont fait une remarque semblable.

Le sang artériel et le sang veineux contiennent autant de globules rouges. L'humeur séreuse dans laquelle ils nagent, et qui leur sert de véhicule, peut occasionner seulement quelques différences, suivant qu'elle écartera chaque globule rouge, et en raison de sa proportion avec eux. Mais les expériences et les remarques des physiologistes annoncent que la quantité du fluide séreux est à-peu-près la même dans l'un et l'autre vaisseau ; qu'on réfléchisse sur la quantité de lymphe, de sérum qui rentre dans les veines, ou par leurs pores, ou par des

---

(1) Exerc. II , pag. 221.

(2) Voy. BARTHOLIN , édit. IV, anat. renov. pag. 380. LISTER , exer. anat 1, pag. 256.

(3) Elément physiol. lib. II , pag. 2.

(4) Voy. JUNKER dissert. physiol : Math. VIII , pag. 104 ; MARTINE de calore animal. senil. pag. 177.

B

Vaisseaux qui s'y rendent, on reconnoîtra la vérité de ce fait. Si l'on admet la même quantité de globules rouges, et à-peu-près la même proportion de leur fluide intermédiaire; la couleur de l'un et de l'autre sang, dans ses vaisseaux, ne doit donc pas être différente.

Les membranes des vaisseaux pourroient occasionner quelques variations en raison de leur densité, de leur épaisseur et de leur couleur; c'est même ce qui a déterminé *Haller* (1) à dire que le sang artériel, contenu dans ses vaisseaux, paroît d'une autre couleur que celui des veines, parce que les membranes mêmes des veines permettent, presque sans aucun changement, la réflexion de la couleur pourpre, qui est essentielle au sang, au lieu que les membranes blanches et épaisses des artères modérant cette couleur, la rendent semblable à celle de la rose; et en effet, en examinant avec le mycroscope la circulation dans le mésentère des grenouilles, j'ai remarqué que dans les gros vaisseaux le sang des veines étoit d'une couleur plus foncée que celui des artères; mais cette différence n'est qu'accidentelle et ne doit point détruire l'opinion qui a rapport à la couleur semblable de l'un et l'autre sang (2).

Je pourrois encore déduire une raison tirée de la ressemblance dans la couleur de l'un et de l'autre sang examiné après la mort.

On trouve en effet les artères et veines de la membrane arachnoïde pleines d'un sang fort noir aux personnes mortes d'apoplexie. J'ai aussi remarqué que lorsque

____

(1) Elém. phys. tom. II , pag. 2.

(2) Depuis j'ai répété cette expérience. J'ai bien vu des gros vaisseaux réfléchir la couleur noire: mais je ne puis dire si ce sont des artères ou des veines. Ce qu'il y a de positif, c'est que, dans tous les petits vaisseaux, le sang a la même couleur, et je n'ai pu distinguer, par la couleur, une artère d'une veine.

le ventricul eg anche du cœur contenoit du sang, il étoit
aussi noir que celui qni étoit contenu dans le droit, la
veine cave, etc. L'on m'objectetoit peut-être que le sang,
dans l'état de repos, doit avoir une couleur différente,
parce que la disposition et la combinaison de ses principes changent, parce qu'il est frappé par la lumière,
sans que ses rayons passent à travers l'épaisseur des membranes, etc.; mais je ne couclus point que la couleur du
sang, examiné après la mort, soit semblable à celle du
sang qui circule, je déduis seulement de cette ressemblance que le sang artériel et le sang veineux, pendant la
vie, ne doivent point être d'une couleur bien différente,
et c'est ce que l'on peut confirmer par les preuves qui out
été rapportées.

Ces raisons induisent à juger que le sang, dans ses vaisseaux, est d'une couleur semblable, et, d'après les remarques qui ont été faites, il est probable que sa couleur est d'un
rouge pourpre, qui tire plutôt sur le noir que sur le rouge
vif et clair.

SECONDE PARTIE.

Si la couleur du sang artériel et du sang veineux, dans
leurs vaisseaux, est essentiellement la même; si elle est
d'une couleur pourprée dans l'un et l'autre sang, pourquoi paroissent-ils sous une couleur différente au dehors
des vaisseaux? Pourquoi le sang, qui s'élance des artères
avec impétuosité et par sauts, est-il d'un rouge vif et
clair? Pourquoi celui de la veine est-il d'un rouge foncé
tirant sur le noir?

Pour rendre raison de cette différence, il faut avoir
égard à l'ouverture du vaisseau et à la manière dont le
sang s'écoule; le sang qui sort d'une veine est toujours
d'un rouge très-foncé tirant sur le noir, lorsque l'ouver-

ture du vaisseau est grande et qu'il s'écoule sans une grande impétuosité ; mais il est constant qu'il paroît d'un rouge vif et clair comme le sang artériel ; 1.º quand il sort par une ouverture petite ; 2.º quand il sort d'une grande ouverture avec impétuosité et s'élançant au loin.

1.º S'il se forme un trombus dans le tems de la saignée, le sang sort en un filet très-mince et qui a la couleur d'un rouge vif ; il en est de même lorsqu'un morceau de graisse, ou quelqu'autre corps partage l'ouverture du vaisseau, on remarque alors deux jets, dont le plus gros est noir, tandis que le plus menu a la couleur du plus beau vif. Mais si l'ouverture est grande, le sang sort très-noir ; la grandeur de cette ouverture diminuant par une cause quelconque, le jet du sang devient comme un filet très-mince, dont la couleur est d'un rouge très-clair. Il est facile de rendre raison de cet effet. Dans un jet de sang, qui est très-mince, il y a peu de globules rouges unis ensemble, suivant son épaisseur ; les rayons de lumière n'étant réfléchis que d'un petit nombre de ces globules rouges, la couleur doit être très-claire.

2.º Lorsque la veine basilique se trouve couchée sur l'artère brachiale, le sang, qui sort de cette veine ouverte, s'élance plus loin que de coutume, et sort par sauts, comme des artères ; il a couleur d'un rouge vif et clair, et forme beaucoup d'écume dans le vase qui le reçoit. Je ne suis point le seul qui ait fait cette remarque. Les étudians en sont quelquefois même effrayés ; mais lorsqu'on a ôté la ligature, le sang ne paroît plus, ou ne fait que couler le long du bras, et a la couleur noire.

3.º J'ai aussi remarqué qu'après avoir fait une ouverture assez grande à de grosses veines superficielles, le premier jet étoit quelquefois d'un rouge aussi vif que celui des artères. Voici le procédé qu'il faut suivre ; serrer la ligature de manière que le cours du sang veineux soit

intercepté, laisser bien remplir la veine, faire des pres-
sions sur ce trajet, qui augmente encore la quantité du
sacg. Lorsque la veine est suffisamment remplie, appuyer
fortement à une certaine distance de la ligature et ouvrir
ensuite la veine. Le sang comprimé s'élance au loin comme
s'il étoit poussé par un coup de piston, et paroît d'une
couleur vive et claire. Cette couleur dépend en grande
partie de la force avec laquelle le sang frappe l'air en
sortant du vaisseau; l'air lui fait une résistance propor-
tionnée, qui ne peut être vaincue sans que les globules
sanguins cèdent et soient écartés. Comme cette résistance de la part de l'air et cet écartement des globules
sanguins augmentent à raison de l'espace que le sang a à
parcourir, il ne faut pas être étonné de voir ce sang dans
tout son trajet ayant une couleur d'un rouge très-vif. Cette
variété de couleur vient de ce que les globules écartés par
l'air permettent à une plus grande quantité de rayons de lumière de passer entr'eux et même de les traverser. Ainsi il se
réfléchira moins de rayons qui concourent à former la cou
leur rouge, et par conséquent la couleur qu'ils affecteront
sera vive. On voit, par cet exposé, que la force avec laquelle
le sang sort des veines et la résistance qu'il éprouve de la
part de l'air, sont les causes principales de sa rou-
geur vive.

Il se présente tous les jours à nos yeux des effets qui,
quoiqu'éloignés de la matière que je traite, peuvent ce-
pendant y être appliqués et servir de preuves. L'eau qui
sort des fontaines de Paris, a, dans son jet, une couleur
toute différente de l'eau de la rivière, qui la fournit et du
vase qui la reçoit. Il en est de même des jets-d'eau, dont
la différence est d'autant plus sensible, que l'eau est
poussée avec plus de force et s'élève plus haut; car l'eau
ne peut sortir ainsi du tuyau qu'elle n'écarte une colonne
d'air qui lui fait résistance et qu'elle ne peut vaincre sans

céder elle-même ; pour lors les gouttes d'eau en sont plus
écartées : et de-là la couleur blanche et brillante qu'on y
remaque. Mais s'il arrive que la force d'impulsion manque,
on voit pour lors l'eau sortir en un jet de quelques pieds. dont
la couleur ne diffère point de celle du bassin qui la reçoit ; ce qui a lieu, parce que l'air n'est pas frappé avec
assez de force pour offrir une résistance propre à écarter
les gouttes d'eau..

Cette explication physique peut servir pour rendre
raison de la couleur vermeille du sang artériel ; mais con-
sidérons plus amplement quelles en sont les causes, et si
le sang paroît toujours au dehors avec la même couleur.

TROISIÈME PARTIE.

Harvée a remarqué que le sang artériel est d'un rouge
très-éclatant, lorsque l'ouverture d'où il sort est petite,
et que, quand elle est grande, le même sang est d'un
rouge foncé et obscur. Je ne puis refuser d'admettre cette
cause, elle est la même qui influe à rendre le sang veineux plus ou moins vif. Mais pourquoi l'ouverture étant
la même et le sang sortant du même vaisseau, a-t-il une
couleur souvent d'un rouge vif et brillant, et quelquefois
celle d'un rouge foncé comme celui des veines ? C'est ce
qu'il n'est pas facile d'expliquer, si l'on admet seulement
la cause donnée par *Harvée*. Les observations et les
expériences que je vais rapporter, serviront à prouver,
1.º que le sang qui sort d'une artère est toujours d'un rouge
clair et éclatant, lorsque rien ne s'oppose à la force d'impulsion qu'il reçoit du cœur, et lorsqu'il s'élance avec
impétuosité ; 2.º que c'est à la compression de l'artère,
faite au-dessus de son ouverture, qu'il faut attribuer la
cause de la couleur rouge-foncée qu'on lui remarque
quelquefois.

Première Observation.

Ce fut en 1762, que je m'apperçus, pour la première fois, de cette variété. Le citoyen *Sabatier* faisoit une opération d'anévrisme, à un invalide, dont l'artère brachiale avoit été piquée dans une saignée; lorsqu'il entra à l'infirmerie, il avoit au bras une tumeur de la grosseur d'un petit œuf de poule, sans changement de couleur à la peau, et qui diminuoit un peu par la compression. La pulsation étoit sensible et répondoit à celle de l'artère. On essaya plusieurs bandages compressifs, sans succès, et, la tumeur augmentant, le citoyen *Sabatier* se détermina à l'opération. Il fit, sur toute l'étendue de la tumeur, une incision qui pénétra jusqu'au foyer, du sang épanché. Il en ôta des caillots et tout le sang encore fluide, qui étoit très-noir. Le foyer bien évacué, il fit lâcher le tourniquet, pour lors il sortit de l'ouverture de l'artère un peu de sang noir. Le citoyen *Sabatier*, assuré par-là du lieu où étoit l'ouverture de l'artère, passa un fil au-dessus et au-dessous de cette ouverture, et fit la ligature. Le pouls ne fut sensible qu'au bout de cinq à six heures. Je fus étonné de voir le sang artériel avec une couleur noire, et je m'attendois à le voir sortir ayant la couleur vermeille, que l'on m'avoit dit être un des signes propres à reconnoître la blessure des artères; je ne m'occupai point, dans ce moment, à chercher à découvrir la cause de cette différence.

Seconde Observation.

Un soldat Invalide détaché à *Vincennes*, y fut saigné le 26 Avril 1768; il eut l'artère brachiale piquée; ce malade m'a dit que le sang étoit sorti à plein canal; qu'il avoit la couleur rouge la plus vive, et s'élançoit avec

impétuosité d'un bout à l'autre de sa chambre. Le chirurgien, qui ne put arrêter le sang, envoya chercher un
de ses confrères, qui réussit seulement à empêcher l'effu-
sion du sang au dehors. Le bras augmenta de volume
par l'épanchement, qui devint très-considérable. Le 28,
il entra à l'infirmerie des *Invalides*. Le bras étoit fort en-
gorgé, et je remarquai une pulsation très-forte dans tout
le trajet de l'artère, l'infiltration sanguine s'étendit au-
delà de l'épaule et sur tout le côté de la poitrine, où il y
avoit des des échymoses très-larges, et qui étoient très-
noires. Cet état détermina le citoyen *Sabatier* à opérer
sur-le-champ. Il agrandit l'ouverture de la saignée de
quatre à cinq pouces, et incisa l'aponévrose-biceps. Tout
le sang épanché étoit noir, ainsi que celui qui sortoit de
l'artère, qui formoit un jet régulier, qui ne s'élevoit que
d'un ou deux pouces, et se portoit de la partie inférieure
du bras à la supérieure. Le citoyen *Sabatier* fit serrer
d'avantage le tourniquet, qui, à cause du gonflement du
bras, ne put jamais l'être assez pour empêcher le sang
de sortir; il n'en vint à bout qu'en mettant le doigt sur
l'ouverture. La compression fut le moyen dont il se servit
pour opérer la guérison. Le pouls se fit sentir presque
aussi-tôt. Le bras diminua de volume de jour en jour. Le
troisième il survint une toux vive qui causa hémorrhagie,
et comme le tourniquet en place n'étoit point serré, le
sang étoit d'un rouge vif.

Troisième Observation.

Au commencement du mois de Mai 1768, j'ai vu
faire, par le citoyen *Sabatier*, l'ouverture d'une tumeur
qu'un jeune homme portoit à la partie supérieure et anté-
rieure de la cuisse, qui étoit survenue à la suite d'un
coup d'épée donné dans cette partie vingt-cinq ou trente

jours auparavant. Le jeune homme m'a dit qu'à l'instant du coup, le sang étoit sorti avec force, s'étoit élancé au loin, et avoit la couleur d'un rouge très-vif. Un chirurgien arrêta l'hémorrhagie et appliqua un bandage qu'il conseilla de garder quelque tems, ce que le malade ne fit point, et, peu de jour après, il parut une tumeur à l'endroit de la blessure ; cette tumeur augmenta de jour en jour : la pulsatiou étoit très-forte dans toute son étendue. Il consulta un grand nombre des plus célèbres chirurgiens, qui décidérent tous que la maladie étoit une tumeur anévrismale. J'ai examiné cette tumeur le jour de l'opération, on n'y sentoit plus qu'un frémissement. On disposa le malade, et on appliqua deux tourniquets à peu de distance l'un de l'autre, dont on me confia le soin. Le citoyen *Sabatier*, après avoir fait une incision sur toute l'étendue de la tumeur, en ôta des caillots de sang, qui étoient très-noirs ; il sortit du fond du foyer un jet de sang qui avoit la même couleur. Ce jet, qui ne s'élevoit que d'un ou deux pouces, étoit régulier, et se portoit de la partie inférieure du membre à la supérieure, comme l'ont remarqué tous les chirurgiens qui ont assistés à l'opération. L'hémorrhagie ne cessant point, on me dit d'appuyer avec une pelotte au-dessus des tourniquets, qui n'empêcha pas le sang de sortir. Le citoyen *Sabatier* l'arrêta en mettant le doigt sur l'ouverture. Il passa sous le trajet du vaisseau deux fils pour en faire la ligature dans le cas où les accidens l'auroient exigé ; car son but étoit de tenter la guérison par le moyen de la compression. Il appliqua l'appareil convenable ; trois à quatre jours se passèrent sans qu'il parût de sang. Le cinq, il y eut une légère hémorrhagie que des aides arrêtèrent en serrant le tourniquet et faisant une compression sur l'appareil. Le 8, l'hémorrhagie recommença avec force, et le sang sortit, dans ces deux cas, entre la plaie et l'appareil, qui étoit devenu fort lâche ; ces aides m'ont dit que dans les deux cas, il étoit d'un rouge très-vif. Le citoyen *Sabatier* se détermina à ôter l'appareil, et en lâchant le tourniqqet, que je resserrai aussi-tôt, je vis sortir du sang d'un rouge vermeil ; un nouvel appareil fut appliqué, le sang ne parut plus, et le malade guérit parfaitement.

La manière avec laquelle le sang est sorti du vaisseau ouvert le jour de l'opération, et sa couleur noire, au-roient fait croire que ce sang venoit d'une veine ; mais la multiplicité des hémorrhagies qui survinrent pendant le traitement, et dans lesquelles j'ai vu le sang, ayant la couleur d'un rouge vif, me firent soupçonner aussi-tôt que, dans tous les cas que je viens de rapporter, la compression faite par le tourniquet étoit la cause du changement que j'avois vu. D'autres observations que j'ai eu occasion de faire me persuadèrent tout-à-fait.

Première Observation.

Dans le mois de Septembre 1768, je fis une ampu-tation de la jambe à un Invalide. Je recommandai à l'aide, chargé du soin du tourniquet, de le lâcher un peu et par gradation. Je vis que le sang qui commençoit à pa-roître à l'extrémité des artères coupées étoit noir, et qu'en continuant de relâcher, il sortoit en plus grande quan-tité, toujours noir et en formant un jet régulier, jusqu'à ce qu'enfin, plus lâche encore, il sortit pour lors en s'élan-çant avec impétuosité, et ayant la couleur d'un rouge très-vif.

Seconde Observation.

Dans le mois de Novembre de la même année, je vis faire la même opération par le citoyeu *Sabatier*. La

plaque que l'on applique au-dessous du garot (car ce
citoyen s'étoit servi du tourniquet de *Morel*) , s'étant
dérangée dans le tems même que l'on coupoit les chairs,
l'aide avoit beau serrer il ne put venir à bout d'arrêter
tout-à-fait le sang, ce qui obligea un autre aide à com-
primer avec une pelote de linge , le long du trajet de
l'artère et sous le jarret. Tous ces moyens ne firent que
diminuer de son impétuosité; je le vis couler pendant
l'opération le long du moignon, et lorsque le membre
fut enlevé, je le vis couler de même, en formant un jet
régulier , qui alloit à un ou deux pouces au plus. Ce
sang a toujours gardé la couleur d'un rouge-foncé tirant
sur le noir.

Troisième Observation.

Au commencement du mois de Juin 1769, j'ai fait
une amputation de la jambe à un Invalide qui avoit
ankilose et carie aux os du pieds. Lorsqu'elle fut coupée,
j'ai fait lâcher le tourniquet, il est sorti pour lors, des
extrémités des artères, un sang très-noir, qui a formé un
jet régulier, jusqu'à ce que j'eusse fait lâcher tout-à-fait
le tourniquet ; il s'élança aussi-tôt au loin, et ayant la
couleur d'un rouge clair et vif.

Quatrième Observation.

La crainte d'être trop étendu m'empêchera de rapporter
d'autres observations dans lesquelles j'ai fait de semblables
remarques. Je dirai seulement que dans une amputation
de la cuisse que j'ai fait en Janvier 1770 , tous les chirurgiens de la maison, à qui j'avois fais part de mes
remarques, ont vu cette variété, et ont remarqué, comme
moi, que lorsque le tourniquet fut lâché un peu, le sang
a paru à l'extrémité des artères, ayant la couleur noire;

qu'en continuant de relâcher, il est sorti en plus grande quantité, toujours noir, et formant un jet régulier, jusqu'à ce qu'enfin, le tourniquet ne comprimant plus, le sang est sorti en s'élançant au loin, ayant la couleur vermeille.

On peut conclure de ces observations; 1.° qu'une artère ouverte, et qui n'est point comprimée au-dessus de l'ouverture, fournira toujours du sang, dont la couleur sera très-vive et très-éclatante. Le sang sortira avec impétuosité et par sauts, et s'élancera au loin, parce que ce sang reçoit toute la force d'impulsion que lui communiquent le cœur et les artères; il subira, de la part de l'air qui lui fait résistance à sa sortie, les mêmes effets que le sang veineux qui a la couleur vermeille (1).

2.° Qu'une artère ouverte et comprimée par le tourniquet, ou par une autre cause, donnera du sang dont la couleur sera d'un rouge-foncé tirant sur le noir. Le jet du sang sera régulier, parce que la force d'impulsion est interceptée; car l'artère étant affaissée, où son diamètre diminué à l'endroit où est appliqué le tourniquet, le sang trouve cet obstacle à la progression de son mouvement; et comme il ne peut plus passer en la quantité qu'il a été poussé, il est obligé de s'arrêter et d'être là comme en stagnation, ne pouvant rétrograder par rapport à une seconde colonne qui suit. Voilà une première cause de son rallentissement. Comme le sang est toujours poussé du cœur vers cette partie, cette seconde colonne, qui sera poussée par celles qui suivent, obligera une partie de la première à passer au-dessous de la compression par le calibre de l'artère diminuée, et comme il passera par un espace étroit, pour entrer dans un plus grand, qui est celui qui se trouve

---

(1) Voyez l'explication que j'en ai donnée dans la seconde partie de ce Mémoire.

entre l'obstacle et l'ouverture de l'artère, il suivra les loix de l'hydraulique, et perdra toute sa force qu'il tiroit du cœur. On voit qu'il n'aura plus qu'un mouvement uniforme semblable à celui des veines, et qu'il tirera, comme elles, d'une manière indirecte de l'action du cœur et des artères. Si on laisse échapper ce sang, il sortira par un jet régulier, qui répondra à la force qui lui reste et qui lui est communiquée par celui qui passe sous l'obstacle, et comme il n'en aura pas assez pour frapper l'air, et pour que ses globules en soient écartés, le jet sera d'un rouge foncé tirant sur le noir.

Quant au jet du sang, qui, dans les deux observations d'anévrisme que j'ai rapporté, a paru se porter de la partie inférieure du membre vers la supérieure, il peut avoir deux causes.

1.º La situation du membre; car, dans ces deux opérations, sa partie inférieure s'est trouvée plus élevée que la supérieure. Cette situation, *dis-je*, y contribue d'antant plus, que le mouvement d'impulsion du sang étant presque anéanti entre l'endroit où comprime le tourniquet et le lieu où l'artère est ouverte, il ne peut plus sortir qu'elle ne soit pleine, et comme le jet qu'il forme n'a pas plus de propension à se porter d'un côté que de l'autre, il doit suivre la pente que lui présente le membre, et se porter de la partie inférieure à la supérieure..

2.º La compression du tourniquet y contribue aussi, en ce qu'il ne peut agir sans enfoncer et tirer à lui l'artère, et par-là obliger le sang à se porter du même côté.

Il résulte de tout ce que j'ai exposé, 1.º que la couleur du sang contenu dans ses vaisseaux est la même, ou du moins que sa diversité ne doit pas être assez grande pour pouvoir la démontrer; car j'ai souvent fait voir, dans les trois parties de ce Mémoire, que le sang des veines et des artères ne devoit sa couleur rouge et vive, qu'à la manière dont il se présentoit à l'air extérieur, qui m'a toujours paru être la cause matérielle de ce changement. 2°. Qu'on peut expliquer plus aisément la différence que les auteurs ont remarqué au sang veineux hors de ses vaisseaux, pourquoi une première palette de sang peut être d'un rouge vif, tandis que les autres sont fort noires, *et vice versa.* 3.° Que les signes que les auteurs ont donné pour reconnoître si le sang qui sort d'un vaisseau vient d'une artère blessée ou non, ne peuvent pas toujours être constans, et qu'il convient d'y mettre quelques restrictions, en faisant connoître que le sang peut sortir d'une artère avec la couleur noire.

Les chirurgiens qui auront à faire quelques opérations d'anévrisme, ne seront point étonnés de voir le sang artériel ayant cette couleur; assurés que la compression du tourniquet en est la cause, ils useront des moyens et de toutes les précautions qu'exigent de semblables opérations, et ne s'exposeront point à voir périr d'hémorrhagie les malades confiés à leurs soins.

Pour peu que l'on veuille examiner avec attention les expériences et les observations contenues dans ce Mémoire, il sera facile de se convaincre que ce sont autant d'objections contre le système des chymistes modernes, qui prétendent que, pendant la respiration, l'air atmosphérique se décompose, qu'une partie du *gaz oxigène,* air vital, se combine avec le sang, au moment qu'il passe dans les veines pulmonaires, pour lui donner une couleur d'un rouge vermeil, brillant, qui devient le *stimulus* des cavités gauches du cœur, puisque tout y

prouve que le sang contenu dans ses vaisseaux a essentiellement la même couleur. Je conclus que ce système
n'étant nullement fondé , ne tardera pas à tomber de
lui-même.

FIN.

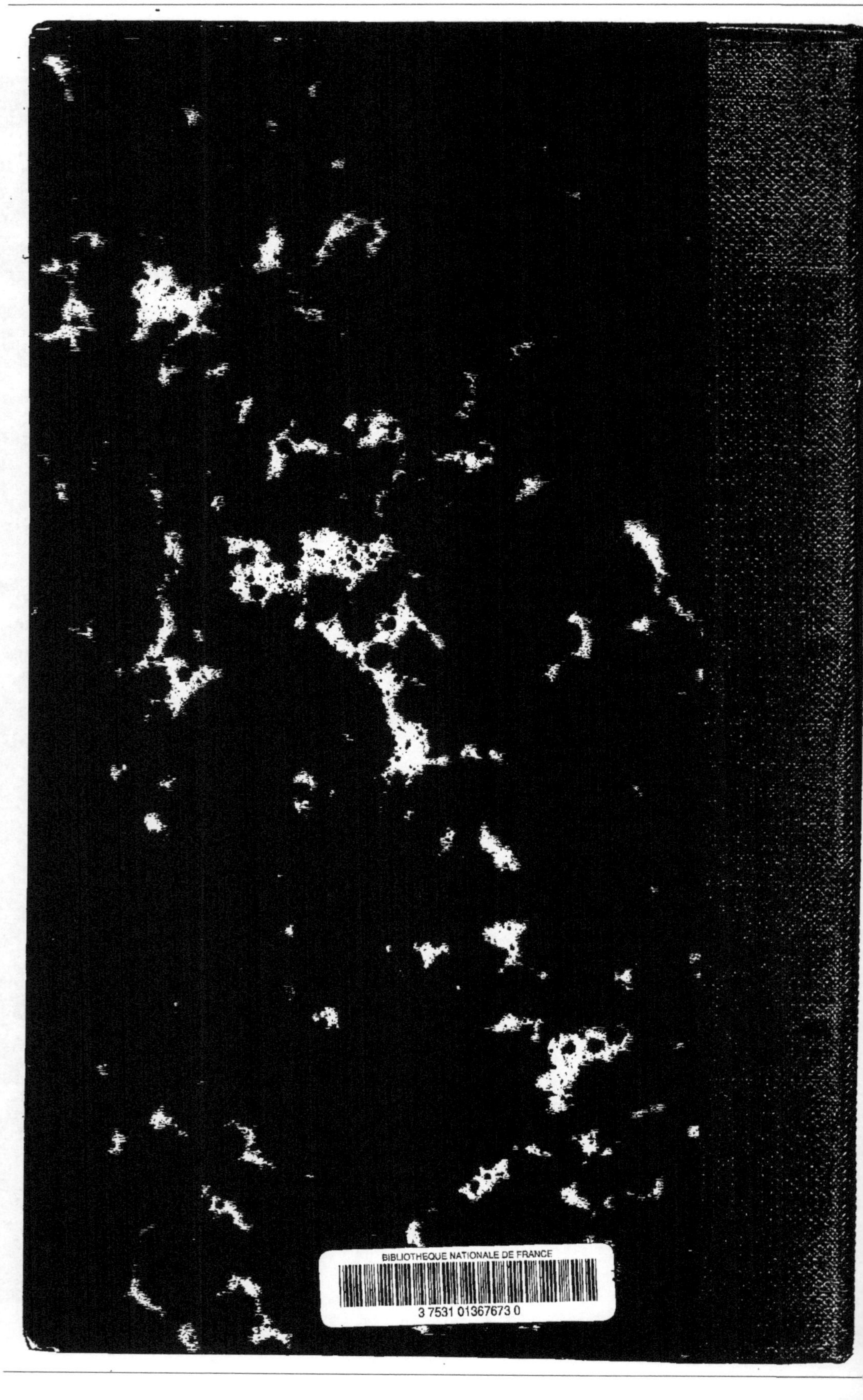

9 782013 701716